ÉTUDE SUR L'ÉTIOLOGIE

DE LA

FIÈVRE TYPHOÏDE

(BACILLE DE LA FIÈVRE TYPHOIDE)

PAR

G. ARTAUD
Docteur en médecine de la Faculté de Paris,
Ancien interne des hôpitaux de Paris.

PARIS
FÉLIX ALCAN, LIBRAIRE-ÉDITEUR
ANCIENNE MAISON GERMER-BAILLIÈRE
108, BOULEVARD SAINT-GERMAIN.

1885

ÉTUDE SUR L'ÉTIOLOGIE

DE LA

FIÈVRE TYPHOÏDE

(BACILLE DE LA FIÈVRE TYPHOIDE)

DU MÊME AUTEUR

De la néphrite déterminée par la compression des uretères dans le cours du cancer de l'utérus et de l'hypertrophie du cœur consécutive. (*Revue de médecine*, 1883, p. 905-920.)

En collaboration avec M. le Dr GILSON :

De l'élongation des nerfs. — Revue générale. (*Revue de chirurgie*, 1882, p. 134-147, 207-244.)

En collaboration avec M. le Dr RAYMOND :

Note sur un cas d'hémiplégie survenue dans le cours d'un diabète sucré. (*Encéphale*, mars 1883.)

Note sur un cas d'aphasie avec intégrité de la troisième circonvolution frontale gauche et lésion du faisceau blanc sous-jacent. (*Gazette médicale de Paris*, 1883, p. 558.)

Note sur un cas de myélite transverse. (*Archives de physiologie*, 1884, n° 1.)

Note sur un cas d'hémiatrophie de la langue survenue dans le cours d'un tabes dorsal. (*Archives de physiologie*, 1884, n° 3.)

Note sur un cas de sueurs localisées dans le cours d'un tabes dorsal. (*Revue de médecine*, 1884, n° 5.)

Contribution à l'étude des localisations cérébrales (trajet intra-cérébral de l'hypoglosse). (*Archives de neurologie*, 1884.)

ÉTUDE SUR L'ÉTIOLOGIE

DE LA

FIÈVRE TYPHOÏDE

(BACILLE DE LA FIÈVRE TYPHOIDE)

PAR

G. ARTAUD

Docteur en médecine de la Faculté de Paris,
Ancien interne des hôpitaux de Paris.

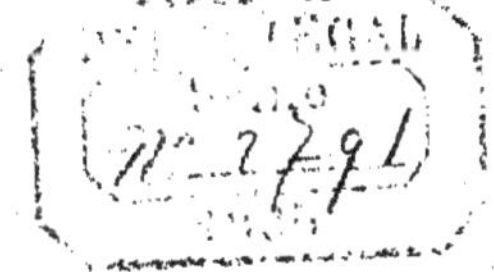

PARIS

FÉLIX ALCAN, LIBRAIRE-ÉDITEUR

ANCIENNE MAISON GERMER-BAILLIÈRE

108, BOULEVARD SAINT-GERMAIN.

1885

A MES MAITRES

MM. STRAUS ET GRANCHER

Témoignage de reconnaissance.

ÉTUDE SUR L'ÉTIOLOGIE

DE LA

FIÈVRE TYPHOÏDE

(Bacille de la Fièvre typhoïde)

La méthode de Pasteur pour l'étude des maladies infectieuses comprend trois ordres de recherches : 1° la constatation dans les humeurs, dans les tissus de l'économie d'un micro-organisme, toujours le même, dans tous les cas; 2° l'isolement de cet organisme et sa culture; 3° l'inoculation de cette culture à un animal et la reproduction sur celui-ci de la maladie étudiée.

C'est d'après cette méthode que nous avons entrepris l'étude de la fièvre typhoïde. Nous sommes loin, hâtons-nous de le dire, d'avoir accompli la tâche que nous nous étions assignée. Mais pressé par le temps, nous sommes forcé d'arrêter nos travaux et nous devons nous borner, pour le moment, à faire connaître les résultats obtenus.

Pour arriver à ces résultats, faibles en apparence, de longues et laborieuses investigations ont été nécessaires, et, pour les mener à bonne fin, il ne nous a fallu rien moins que les conseils de notre maître, M. le professeur Grancher, et la collaboration aussi intelligente que dévouée de notre ami, M. le docteur de Gennes.

I

ANALYSE DES TRAVAUX ANTÉRIEURS.

Presque à la même époque, deux théories, célèbres par le nom de leurs auteurs, furent émises sur la pathogénie de la fièvre typhoïde. L'une, celle de Murchison (1), veut que la fièvre typhoïde soit une intoxication résultant de la contamination de l'air ou de l'eau potable par les matières fécales ou d'autres matières animales en décomposition; pour Murchison, la fièvre typhoïde naît de toutes pièces et partant ne saurait être contagieuse. L'autre, celle de Budd (2), tout en admettant la même origine putride, soutient que la fièvre typhoïde ne peut se développer que si ces matières organiques renferment le germe typhique; pour Budd, la fièvre typhoïde naît de la fièvre typhoïde et représente une affection éminemment contagieuse.

De l'une de ces deux théories, qui, à l'heure actuelle, font autorité dans la science, est née l'étiologie parasitaire de la fièvre typhoïde. Mais celle-ci, il faut bien le dire, n'a cherché à s'établir sur des bases sérieuses que depuis l'élan donné par Pasteur à l'étude des maladies infectieuses.

Budd, en effet, en publiant ses beaux travaux sur le mode

(1) Murchison. La fièvre typhoïde, dans Traité des fièvres continues de la Grande-Bretagne. Londres, 1862. (Traduction de Lutaud, 1878.)

(2) Budd. Sur la fièvre intestinale et son mode de propagation. The Lancet, 1856-59-60.)

de transmission du poison typhique, n'avait pas essayé de connaître la nature intime de ce poison; il avait établi, d'après des faits indiscutables, que la fièvre typhoïde se transmet par contagion, mais il ne nous avait pas appris la forme du germe contagieux.

C'était cependant vers le même temps que Davaine, ayant constaté la présence des bactéridies dans le sang des animaux morts du charbon, venait d'établir une relation de cause à effet entre les bactéridies et la maladie charbonneuse. La doctrine parasitaire des maladies infectieuses était dès lors créée, et il semble qu'il dût y avoir des médecins curieux de découvrir s'il n'existait pas dans les infections autres que le charbon un organisme analogue à la bactéridie. Il n'en fut rien. Davaine, n'ayant trouvé que des contradicteurs, ne fit pas école, et ce n'est que lorsque ses travaux eurent reçu leur consécration de Pasteur que l'on se mit réellement à l'étude des maladies infectieuses et à la recherche des micro-organismes pathogènes.

Aussi, de 1856, date de la première publication de Budd, à 1880, ne trouvons-nous sur les micro-organismes de la fièvre typhoïde que des travaux sans importance.

Signol (1) constate en 1863 la présence de bactéries dans le sang de chevaux ayant succombé à l'affection décrite par les vétérinaires sous le nom de diathèse typhoïde, d'influenza.

Tigri, professeur d'anatomie à Sienne, envoie, en 1864, à l'Académie des sciences une note sur un nouveau cas de bactéries trouvées dans le sang d'un homme mort à la suite d'une fièvre typhoïde. Tigri avait vainement cherché les bactéries dans le sang des principaux vaisseaux des membres

(1) Signol. Lettre à l'Académie des sciences. (Séance du 10 août 1863.)

(2) Tigri. Comptes rendus de l'Académie des sciences. (Séance du 15 février 1864.)

supérieurs; mais ayant porté ses investigations sur les parties centrales du système circulatoire, il y trouva des bactéries nombreuses, particulièrement dans les veines pulmonaires et dans les cavités gauches du cœur où le sang en contenait une abondance vraiment extraordinaire.

Mégnin (1) trouve des bactéries dans le sang d'un cheval mort de fièvre typhoïde; il fait avec le sang des inoculations à des lapins et des cobayes qui meurent en 30 heures.

Coze et *Feltz* (2), dans leur grand travail sur les maladies infectieuses, étudient la fièvre typhoïde et découvrent dans le sang des typhiques des bâtonnets longs de 0 mill. 002 à 0 mill. 005, larges de 0 mill. 001, subdivisés en segments, qu'ils rapprochent, au point de vue morphologique, du *bacterium catenula* de Dujardin. Ces bâtonnets sont doués d'un mouvement vacillant et comme vermiculaire. Avec le sang de leurs typhiques, Coze et Feltz inoculent des animaux qui meurent rapidement et dans le sang desquels ils retrouvent les mêmes bâtonnets.

Il résulterait des recherches de *Hallier* (3) que le sang des typhiques contient deux micrococcus : l'un, à grosses cellules, appartenant au genre *rhizopus nigricans*, est très peu abondant; l'autre, à petites cellules, du genre *penicillum crustaceum*, existe en grande quantité.

En 1871, *Von Recklinghausen* (4) signale des colonies de microbes dans les abcès des reins des typhiques. Il ne les considère pas comme la cause de la maladie, mais il donne ses recherches comme pouvant servir de point de départ,

(1) Mégnin. Comptes rendus de l'Académie des sciences, 30 avril 1866.

(2) Coze et Feltz. Gazette médicale de Strasbourg, 1866, p. 122 et suivantes.

(3) Hallier. Archives de Virchow, 1868.

(4) Recklinghausen. Verhandlung der physikalisch. medicin. Gesellschaft in Würzburg. Sitzung von, 10 juin 1871.)

au point de vue de la localisation, à des recherches ultérieures.

L'année suivante, *Eberth* (1) constate la présence d'amas de bactéries dans les organes internes des typhiques. N'ayant trouvé ces amas sur les ulcérations de l'intestin que dans les stades de nécrose et de cicatrisation, il les considère comme étant d'apparition secondaire et de nature diphthéritique.

En 1875 paraît un travail de *Klein* (2) qui eut un immense retentissement en Angleterre. Klein exposa ses recherches dans un rapport très étendu, illustré d'un grand nombre de planches, dont nous trouvons l'analyse dans le numéro du 25 mars 1876 du *British medical Journal* et l'introduction de H. Guéneau de Mussy au livre de Murchison sur la fièvre typhoïde (3). L'organisme décrit par Klein est un micrococcus, soit isolé, soit aggloméré, qu'il a observé dans les selles typhiques, dans les parois de l'intestin et les glandes mésentériques. « C'est un fongus qui possède des filaments de mycelium sur le trajet desquels on voit des renflements qui contiennent des spores. Il est remarquable que ces organismes ont la plus grande ressemblance avec le *crenothrix polyspora* découvert par Cohn dans le puits d'un quartier de Breslau, fameux par les ravages de la fièvre typhoïde. Cohn a étudié l'histoire naturelle de ces fongus qui passent par des formes très diverses de développement. La description qu'il en a donnée correspond exactement à celle des micrococci du docteur Klein. Dans les selles, le fongus se montre aggloméré en grosses masses sphéroïdes

(1) Eberth. Zur Kenntniss der bacteritischen mycosen. Leipzig, 1872.

(2) Klein. Reports of the medical officer of the privy council and local government board. London, 1875.

(3) Murchison. La fièvre typhoïde. (Pages 15 et 16 de l'introduction de H. Guéneau de Mussy, 1878.

formées de nombreux micrococci tenus ensemble par une sorte de glu transparente. Dans l'incubateur à 30°, ces masses sphéroïdes se multiplient considérablement, et, si on ne les maintient pas à l'abri de l'air, on les voit envahies par le *bacterium termo*, qui détruit en pullulant lui-même les micrococci. Dans l'intestin, Klein l'a étudié à différentes périodes de la maladie. Dans un cas où la mort a eu lieu le sixième jour, certaines parties de la membrane muqueuse de l'iléon qui, à l'œil nu, ne présentent d'autres altérations appréciables qu'une très légère tuméfaction œdémateuse et les cryptes de Lieberkühn, contiennent des groupes de ces organismes reliés entre eux par une substance glaireuse. Ils sont d'un vert jaunâtre et réfractent fortement la lumière.

« Leur volume varie depuis celui d'un très fin granule jusqu'à celui qui serait le double d'un globule rouge du sang. Ils ont en général la forme d'une sphère, d'un sablier ou d'une fève. A la circonférence de leurs agglomérations, on en voit quelques-uns à forme d'haltères dont l'apparence, suivant l'expérience de l'auteur, montre que ces corpuscules multiplient par division transverse.

« Ce n'est pas seulement dans les cryptes de Lieberkühn que se logent les produits des fongus. On les trouve encore en masses plus ou moins considérables dans le tissu de la membrane muqueuse, aux environs des plaques de Peyer. Ils abondent dans les espaces lymphatiques qui entourent les cryptes et le tissu qui y confine; on les suit, moins nombreux toutefois, dans les vaisseaux lymphatiques, les veines et les capillaires veineux, non seulement au voisinage des plaques de Peyer et des glandes solitaires, mais aussi dans le tissu muqueux et sous-muqueux. Le docteur Klein a, dans d'autres cas, retrouvé les micrococci sous l'épithélium, entre celui-ci et la trame des villosités. Il les a vus dans l'épaisseur des parois veineuses, qu'ils traversent pour pénétrer dans les vaisseaux. Dans ces diverses situations, ils forment souvent des agglomérations en masses sphéroïdes analogues à celles qu'on trouve dans les selles. A des périodes plus avancées, la végétation parasite se montre dans les tissus désorganisés des follicules isolés ou agminés, et semble produire, par son développement, leur destruction plus ou moins complète. L'observateur les suit jusque dans la substance des ganglions mésentériques en voie de décomposition. Il a essayé de communiquer la fièvre typhoïde aux animaux, en particulier à des singes, en mêlant dans leurs aliments des détritus fourmillant de micrococci, il n'y a pas réussi. »

Malheureusement, l'année suivante, la découverte de Klein fut annulée par une note que lut le docteur *Creighton* à la Société royale sur une « apparence particulière et exceptionnelle que peuvent prendre, en se coagulant, le mucus et d'autres fluides albumineux. » (Juin 1876.)

La même année (1875), *Browicz* (1) trouva dans le cœur, les reins, la rate et l'intestin des typhiques des bactéries qui se présentaient sous la forme de bâtonnets immobiles.

Sokoloff (2), en 1876, ayant examiné la rate et l'intestin dans douze cas de typhus abdominal, trouva parfois des colonies de microcoques dans les vaisseaux et la pulpe de la rate. Il retrouva ces mêmes microcoques dans les plaques de Peyer tuméfiées ou légèrement ulcérées. Comme ces organismes occupaient les parties profondes de l'intestin et non la surface, Sokoloff est porté à croire qu'il existe entre eux et le typhus abdominal un rapport intime de cause à effet.

(1) Indication donnée par Gafky. Le mémoire de Browicz a paru dans les comptes rendus de l'Académie de Cracovie de 1875 et a été analysé par Birsch-Hirschfeld dans son traité d'anatomie pathologique.

(2) Sokoloff. Archives de Virchow, 1876, vol. LXVI, p. 171.

Puis *Fischl* (1) examine la rate chez 20 typhiques. 15 fois, il trouve des organismes sous forme de petits grains, tantôt ronds, tantôt ovoïdes, se colorant légèrement par l'hématoxyline. Les vaisseaux sanguins n'en contiennent pas. Fischl ne dit pas si on doit considérer ces organismes comme étant la cause de la maladie ou comme étant d'apparition secondaire.

Comme on vient de le voir, les recherches faites jusqu'ici pour découvrir l'organisme pathogène de la fièvre typhoïde ont donné peu de résultats, et il faut arriver, comme le dit Gafky, aux travaux d'*Eberth*, pour voir se réaliser un progrès notable dans la solution du problème.

Le premier mémoire d'Eberth sur le bacille typhique a paru dans les archives de Virchow de 1880. Depuis, Eberth a publié deux mémoires sur le même sujet, l'un dans les archives de Virchow de 1881, l'autre dans le recueil de Volkmann de 1883.

Dans ses recherches, Eberth examina la rate, les glandes lymphatiques, les plaques de Peyer, et dans quelques cas, mais toujours avec un résultat négatif, le foie, les reins et les poumons chez 23 typhiques. 12 fois il trouva des organismes dans les ganglions lymphatiques et 6 fois dans la rate.

Le bacille décrit par Eberth a les dimensions du bacille de la putréfaction ; il a la forme d'un ovoïde allongé ou d'un mince fuseau plutôt que celle d'un vrai cylindre. Les extrémités sont arrondies comme celles du bacille de la putréfaction. Le contenu est homogène, à l'exception de petits corps, inconstants, d'un éclat mat, semblables à des spores et au nombre de 1 à 3 dans chaque bacille. Tandis que le bacille de la putréfaction ainsi que les autres micro-organismes des parties intestinales mortifiées se colorent avec

(1) Fischl. Prager med. Wochenschrift, 1878.

facilité et intensité par le violet de méthyle, le bacille typhique ne se colore que faiblement, et ce signe a pour Eberth une valeur caractéristique.

Eberth, dans ses premières recherches, ne colorait pas ses coupes et se contentait de les éclaircir à l'aide d'acide acétique concentré. Sur une coupe ainsi éclaircie, les amas de bacilles se présentent à un faible grossissement (système 4, ocul. 3. de Hartnack) sous forme de taches brunâtres et irrégulières, des dimensions d'un corpuscule muqueux ou d'une grosse cellule lymphatique. A un plus fort grossissement, ces taches sont constituées par des amas rayonnés, qui, à première vue, paraissent être des amas de microcoques. Ce n'est qu'en examinant avec attention la périphérie de l'amas, là où les organismes sont moins tassés et plus disséminés, que l'on reconnait qu'il s'agit de bacilles et non de microcoques.

Le nombre de ces amas diffère, pour ainsi dire, à chaque coupe. Tantôt Eberth n'a trouvé qu'un amas de bacilles sur 5 à 6 coupes, tantôt 3 à 5 amas sur 5 coupes, soit au maximum un amas par coupe. Dans quelques cas rares, il a trouvé 2 amas et même plus par coupe. Une fois, chaque coupe d'un ganglion renfermait trois amas de bacilles, tandis qu'un très grand nombre de préparations d'un autre ganglion ne renfermaient pas un seul amas.

Dans les ganglions lymphatiques, Eberth n'a trouvé qu'exceptionnellement les amas de bacilles dans les vaisseaux lymphatiques; presque toujours ils étaient entre les cellules lymphatiques. De même, dans la rate et l'intestin, les amas de bacilles étaient disséminés entre les éléments nucléaires du tissu.

Dans son mémoire de 1881, Eberth confirme ses premières recherches et, sur 17 cas nouveaux de typhus abdominal, dit avoir trouvé 6 fois des bacilles. Les cas où n'existaient pas les bacilles étaient des cas anciens. Sur 21 cas d'affections diverses, en particulier de tuberculose avec lésions intestinales, Eberth n'a jamais rencontré d'organisme analogue au bacille typhique.

Si l'on râcle la surface de coupe de la rate ou d'un ganglion, qu'on étale le produit de râclage sur une lamelle, qu'on le dessèche et qu'on le colore par le violet de méthyle, les bacilles typhiques apparaissent très nettement colorés, alors que sur une coupe du même ganglion, ils ne se colorent que très difficilement.

Sur les coupes colorées, les amas de bacilles apparaissent en bleu clair; quant aux bacilles isolés et disséminés dans le tissu, ils ne sont que très difficilement reconnaissables, même à un fort grossissement.

Eberth admet que dans les cas récents de typhus abdominal les bacilles sont beaucoup plus nombreux que dans les cas anciens, et même que dans ceux-ci les amas de bacilles se détruisent peu à peu, au point de n'être plus reconnaissables. C'est surtout dans les douze premiers jours de la maladie que les bacilles sont le plus nombreux.

Eberth a vainement cherché les bacilles dans le sang, le foie et les reins.

Enfin, dans son dernier travail paru dans le recueil de Volkmann, après avoir rappelé tous les faits précédents, Eberth assigne au bacille typhique les deux caractères suivants qui le différencient du bacille de la putréfaction; l'arrondissement des extrémités et la résistance à la coloration par les couleurs d'aniline.

Ces travaux d'Eberth occupent une place importante dans l'histoire parasitaire de la fièvre typhoïde : aussi ne tardèrent-ils pas à appeler l'attention et à être le point de départ de nouvelles publications.

La première en date est celle de *Klebs* (*Archiv. für path. Experimental*, 1881). Klebs est en désaccord avec Eberth sur un point : Eberth n'a vu que des bâtonnets courts, épais, arrondis aux extrémités, contenant de 1 à 3 spores, tandis que Klebs a observé, en certains points, des fils plus longs, articulés parfois, occupant des segments étendus des tuniques intestinales.

Ces fils longs et articulés, décrits par Klebs, ne seraient autres que les bacilles d'Eberth arrivés à un développement plus complet. Au début, le bacille typhique se présenterait, d'après Klebs, sous la forme de courts bâtonnets de 10 μ de longueur; puis, ces bâtonnets s'allongeraient progressivement, atteindraient une longueur de 50 μ, une largeur de 2 μ et se rempliraient de spores. Les bacilles de Klebs se laissaient colorer facilement par l'hématoxyline et s'observaient dans les vaisseaux, les poumons, les reins, le cœur, le larynx, les sinus de la pie-mère, etc., aussi bien que dans l'intestin et les glandes mésentériques (1).

Puis vinrent deux publications de valeur : celle de *Koch* (2) et celle de *Mayer* (3). Koch, dans un mémoire que nous n'avons pu nous procurer et que nous ne connaissons que par Gafky, dit avoir trouvé des amas de bacilles courts dans la moitié des cas de typhus abdominal qu'il a examinés. Il

(1) Les travaux de Klebs ont paru dans ses Archives de pathologie expérimentale (tomes XII et XIII). Dans le même recueil (tomes IX, XII et XIV) et dans les Archives de Virchow (t. LXVIII), sont insérés plusieurs mémoires de Letzerich. Letzerich a trouvé des cocci isolés et en chainettes dans le sang et les fèces des typhiques ; il les a cultivés, inoculés à des lapins et provoqué chez ceux-ci une tuméfaction des plaques de Peyer, des glandes mésentériques et de la rate. Letzerich a en outre étudié la localisation des cocci dans l'intestin, la rate, les ganglions, le poumon, le foie, et donné à la fin d'un de ses mémoires des photographies qui n'ont qu'un défaut, celui d'être un peu obscures.

(2) Koch. Bericht des Reichsgesundheitsamtes. S. 46, 1881.

(3) Mayer. Thèse de Berlin, 1881.

attache une grande importance à ce fait que ces bacilles courts ont été trouvés dans les couches profondes et non nécrosées de la muqueuse intestinale. Il dit avoir réussi à les colorer avec le brun de Bismarck aussi bien que les autres bacilles; il les regarde comme des organismes pathogènes. Quant aux bacilles de Klebs, Koch ne leur attache aucune importance et les considère comme une production secondaire.

Mayer, élève de Friedlander, dans 20 cas de typhus abdominal, trouva 16 fois des bacilles. Comme technique, il employa les colorations au violet de gentiane et l'éclaircissement des coupes non colorées par l'acide acétique concentré ou la lessive de potasse à 3 0/0. Mais il ne put réussir à colorer les amas de bacilles sur les coupes.

Mayer ne rencontra qu'une fois les longs filaments de Klebs; il les regarde comme des organismes indifférents, développés au milieu de tissus nécrosés.

Dans 6 observations de contrôle (scarlatine, dysentérie, rougeole), Mayer ne vit jamais de bacille semblable au bacille typhique.

Parmi les cas de typhus abdominal qu'il rapporte, un surtout présente de l'intérêt au point de vue de la porte d'entrée du bacille typhique dans l'économie. Dans un cas où la mort était arrivée deux jours après le début de l'affection, on trouva à l'autopsie, outre l'hyperémie des poumons, de la rate et des reins, une tuméfaction des plaques de Peyer, sans ulcération intestinale ni engorgement des glandes mésentériques. Dans les villosités, la tunique sous-muqueuse, les tuniques musculaires, se trouvaient des masses de bacilles qui, suivant l'expression de Mayer, se présentaient par centaines dans le champ du microscope.

Jusqu'ici (1881) le bacille d'Eberth n'avait été recherché

et étudié qu'en Allemagne. *J. Coats* (1) est le premier observateur qui s'en soit occupé en Angleterre. Chez une jeune femme de 25 ans, morte au 9e jour d'une fièvre typhoïde, Coats trouva facilement à l'examen de la rate et des glandes lymphatiques fait à l'état frais et après coloration de nombreux bacilles courts, dont quelques-uns en voie de gémination. Sur les coupes, la coloration des bacilles fut plus difficile, mais Coats en trouva de petits amas qui s'insinuaient entre les cellules lymphatiques.

L'observation de Coats avait paru au mois de mars 1882 dans le *British medical Journal*. Au mois de juillet de la même année, on trouve dans le même recueil une observation analogue de *Crooke* (2).

Le dernier travail que nous ayons à signaler est un travail de l'office sanitaire impérial de Berlin fait par *Gafky* (3), un des assistants de Koch. Gafky a fait une étude complète de la fièvre typhoïde au point de vue parasitaire ; il a coloré le bacille typhique sur les coupes et en a étudié les localisations dans les organes, il l'a cultivé et inoculé à des animaux, sans toutefois avoir pu leur donner la fièvre typhoïde. Nous allons donner un résumé aussi court que possible du mémoire de Gafky.

(1) Coats. (British med. Journal, 25 mars 1882.)

(2) Crooke. (British med. Journal, 1er juillet 1882.)

En 1881, M. le professeur Bouchard, dans une communication faite au congrès de Londres, dit avoir trouvé des bacilles dans les urines des typhiques ; toutes les fois que les urines contenaient des bacilles, elles contenaient aussi de l'albumine rétractile. C'est un fait intéressant, mais il est regrettable que M. Bouchard n'ait pas donné la description du bacille qu'il avait observé. (Revue de médecine, p. 671, 1881.)

(3) Mittheilungen aus dem Kaiserlichen Gesundheitsamte. Zweiter Band, p. 372-403. Berlin, 1884.

A. — La technique de Gafky, pour la recherche des bacilles, a été la suivante : les organes durcis dans l'alcool ont été débités en coupes minces. Ces coupes ont séjourné de vingt à vingt-quatre heures dans un bain de matière colorante (solution alcoolique saturée de bleu de méthylène et eau distillée). Au sortir du bain, les coupes ont été lavées dans l'eau distillée (sans addition d'acide), déshydratées par l'alcool absolu, éclaircies par l'essence de térébenthine et montées dans le baume de Canada. Pour la recherche des amas de bacilles sur les coupes ainsi traitées, Gafky s'est servi du système AA et de l'oculaire IV; pour l'examen détaillé des amas, il a employé l'immersion homogène 1/12 et l'oculaire 2 de Zeiss, avec l'éclairage d'Abbé.

Sur 28 cas de typhus abdominal ainsi examinés, Gafky a trouvé 26 fois des amas de bacilles. Les 2 cas négatifs ont été observés dans une rechute de fièvre typhoïde et chez un malade où la mort survint à la suite d'une péritonite par perforation, vers la fin du quatrième septénaire : à l'autopsie, on ne trouva que des plaques lisses et cicatrisées.

Pour Gafky, comme pour Eberth et Mayer, plus l'affection est récente, plus les bacilles typhiques sont abondants.

Le bacille décrit par Gafky est trois fois plus long que large. La longueur correspond environ au tiers du diamètre d'un globule rouge du sang. En certains endroits, on aperçoit bien des fils plus longs; mais, à un examen plus attentif, on reconnait que ces fils sont composés de plusieurs segments. Les extrémités du bacille sont arrondies. Dans plusieurs cas, les bacilles des organes internes avaient d'incontestables spores. Celles-ci étaient rondes, ne se coloraient pas et occupaient toute la largeur du bacille.

« Une structure particulière, dit Gafky a déjà été signalée dans les bacilles colorés par Mayer, puis étudiée plus en détail par Friedländer.

« Dans la substance des bâtonnets, qui, partout ailleurs était également colorée, ces auteurs trouvèrent des parties non colorées, rondes ou elliptiques. Elles occupaient la moitié et jusqu'aux trois quarts de la longueur du bacille, elles se trouvaient généralement à son milieu, plus rarement sur les bords, où elles avaient alors l'aspect d'une entaille demi-circulaire. Le Dr Friedländer m'a montré ces préparations.

Dans les miennes, je n'ai jamais trouvé cela aussi distinctement ; il m'a cependant semblé que parfois le contenu des bacilles ne se colorait pas partout également. En tous cas, les spores que j'ai trouvées dans leur intérieur et qui occupent toute la largeur du bacille, ne sont pas identiques avec ces parties ne se colorant pas et limitées à une certaine étendue de la longueur du bacille. »

La répartition des bacilles typhiques dans les organes serait la suivante, d'après Gafky ; ils sont très abondants dans l'intestin, où ils occupent les follicules clos, les plaques de Peyer et les couches profondes de la muqueuse; il arrive souvent que dans ce dernier point les bacilles typhiques sont mêlés à des bacilles indifférents de toutes sortes et que la distinction à faire entre les uns et les autres est assez difficile. Sur les 26 cas qu'il a examinés avec résultats positifs, Gafky a constamment trouvé des bacilles typhiques dans les parois de l'intestin. La rate fut examinée 22 fois; 20 fois on trouva des bacilles. Le foie fut examiné 13 fois, toujours avec succès; les reins renfermaient des bacilles 3 fois sur 7 et les ganglions mésentériques 3 fois sur 4.

Dans le rein, les bacilles typhiques se rencontrent dans les capillaires, jamais dans les canalicules. Dans le foie, ils se trouvent aussi dans les vaisseaux et ne sont pas habituellement en rapport avec ces amas de noyaux que Friedreich a signalés en 1857 dans le foie des typhiques. On ne voit pas dans le poumon d'amas bacillaires aussi caractéristiques que dans les autres organes, mais de nouvelles recherches sont à faire à ce sujet. D'ailleurs, Gafky, comme il le dit lui-même, s'est moins occupé de la localisation exacte des bacilles dans les organes que de leur constatation.

Deux faits sont encore à retenir du mémoire de Gafky : c'est *la facilité avec laquelle il a coloré les bacilles typhiques sur les coupes et l'insistance avec laquelle il se défend contre l'objection qu'on pourrait lui faire, à savoir qu'il n'a coloré que des bacilles de putréfaction*. Relativement au premier point, Gafky dit, en terminant la partie histologique de son mémoire, que les bacilles typhiques se colorent aussi bien que les autres bacilles, non seulement avec le bleu de méthylène, mais encore avec le violet de méthyle, le violet de gentiane, le brun de Bismark, la fuschine et l'hématoxyline. La coloration doit être faite lentement, dans des solutions suffisamment concentrées. De plus, quand on traite les bacilles typhiques par la méthode qu'Ehrlich a donnée pour le bacille tuberculeux, ils font comme les autres micro-organismes, c'est-à-dire qu'ils se décolorent dans l'acide nitrique.

Quant au second point, Gafky y revient à la page 397 de son travail dans les termes que voici : « L'examen anatomique démontre que les bacilles typhiques n'ont rien à voir avec la putréfaction. Ils n'augmentent plus en nombre après la mort, car, dans les cas où la putréfaction a déjà commencé, les amas ne sont ni plus nombreux, ni plus considérables que dans ceux où l'examen a été fait le plus tôt possible après la mort. Tous les signes évidents de la putréfaction commençante manquent dans un organe enlevé le plus tôt possible au cadavre, cet organe contînt-il de nombreux foyers de bacilles. Ainsi, l'examen microscopique des tissus ne rappelle en rien la putréfaction; les noyaux, autour des foyers, se colorent vivement par les couleurs d'aniline, les bacilles eux-mêmes forment toujours des amas limités et ne se ramifient jamais par tout l'organe comme nous le voyons généralement arriver pour les bacilles de la putréfaction. Cultivés en dehors du corps, les bacilles typhiques ne deviennent jamais des facteurs de putréfaction. »

B. — Après avoir coloré le bacille typhique dans les tissus, Gafky l'a isolé et cultivé. Il est arrivé à ce résultat en prenant les précautions suivantes :

Après avoir d'abord lavé soigneusement dans une solution de sublimé au 1/1000 la rate d'un typhique, on sectionnait l'organe avec un couteau préalablement flambé. Sur la surface de coupe ainsi obtenue, on faisait une nouvelle section avec un second couteau également flambé, puis une troisième section avec un troisième couteau. On prenait alors dans les parties profondes de la dernière surface de coupe de petites parcelles de tissu splénique à l'aide d'aiguilles de platine flambées; puis on ensemençait avec ces parcelles des plaques de gélatine que l'on conservait à la température des appartements sous une cloche humide.

Déjà, vingt-quatre heures après l'ensemencement, on voyait un léger trouble blanchâtre dans les lignes vaccinales de la gélatine qui, à un faible grossissement (Zeiss, AA, oc. 4) et à la lumière transmise, se laissait résoudre en un grand nombre de petites colonies rondes, légèrement granulées, d'une couleur brun-jaune.

Examinées à un plus fort grossissement (1/12 de Zeiss, oc. 2), ces colonies étaient composées d'une seule espèce de bacilles, trois fois plus longs que larges, animés de mouvement spontané, analogues à ceux que Gafky avait trouvés dans les organes des typhiques, mais présentant cependant avec ceux-ci deux légères différences : une facilité moindre de coloration et parfois des dimensions plus considérables. On trouvait en effet des fils plus longs qui, après coloration, paraissaient nettement formés de plusieurs segments.

Le quatrième jour, les cultures avaient atteint leur maximum et dès lors demeuraient stationnaires.

Par ces cultures, Gafky a reproduit 13 fois un bacille, toujours le même, et il a pu le conserver pendant plus d'un an à l'aide d'ensemencements successifs.

Dans un cas, il a obtenu avec le foie une culture analogue.

Les premières cultures de Gafky étaient faites sur des plaques de gélatine. Les ensemencements ultérieurs avec le produit des premières cultures se faisaient dans des éprouvettes remplies au 1/3 de gélatine nutritive. Il se formait les jours suivants autour de la partie ensemencée une masse opaque qui atteignait au bout d'une semaine son maximum de développement. A la surface de la gélatine, la culture s'étendait du point ensemencé jusqu'à la périphérie du tube sous forme d'un dépôt blanc-grisâtre.

« Cette façon de croître d'une manière toujours semblable dans la gélatine différenciait déjà les bacilles typhiques des autres organismes semblables. Insistons encore sur ce fait que sous l'influence de leur multiplication, *il ne survint jamais de liquéfaction de la gélatine.* » (Gafky, p. 387 et suiv.)

Gafky réussit également ses cultures sur des morceaux de pommes de terre cuites, procédé de culture qui est en usage à l'office sanitaire impérial et qui, paraît-il, donne de bons résultats, sur du sérum sanguin de mouton préalablement stérilisé et gélatinisé; il fit aussi, toujours avec le même succès, des cultures dans des liquides (sérum sanguin, bouillon, décoction de guimauve, suc de pommes de terre et de carottes, etc.)

A la température des appartements, les bacilles cultivés ne renferment jamais de spores, même après plusieurs semaines. Si on soumet les milieux ensemencés à une température de 37° on voit se développer du troisième au quatrième jour, à une des extrémités des bacilles, un petit corps rond, très brillant, qui n'est autre qu'une spore. Cette production des spores est assez rapide pour qu'au bout de quelque temps on aperçoive, dans les cultures, un aussi grand nombre de spores libres que de bacilles; elle est favorisée par une température de 30 à 40°, ralentie par une température de 25 à 20°. A 20°, les spores se développent encore, mais lentement et incomplètement; il en est de même à 42°. On comprend sans peine l'intérêt que présentent ces recherches au point de vue de l'étiologie de la fièvre typhoïde.

Les caractères des bacilles de culture peuvent, d'après Gafky, se résumer ainsi : ces *bacilles sont doués d'un mouvement propre, ils se colorent moins bien* par les couleurs d'aniline que les autres bacilles, *ils ne liquéfient pas la gélatine*, ils présentent le même aspect dans les cultures sur la gélatine, la pomme de terre cuite, le sérum sanguin coagulé, ils *forment des spores terminales*.

Gafky a fait, en outre, mais sans succès, quelques tentatives de culture, avec les fèces et le sang des typhiques. Pour les premières, la grande quantité d'organismes de tous genres ne permit pas d'isoler le bacille typhique. Quant au second, deux essais de culture faits avec du sang pris au niveau des taches lenticulaires et de la région hépatique restèrent aussi sans résultat.

C. — Puis Gafky a inoculé ses cultures à des animaux.

Les animaux en expériences ont été des singes, des lapins, des cochons d'Inde, des rats blancs, des souris blanches et grises, des taupes, des pigeons, un coq et un veau.

Chaque jour et pendant un certain temps les singes furent nourris avec des cultures à spores, mêlées à des pommes de terre, des carottes, du pain, du jaune d'œuf et de l'albumine crus. Dans deux séries d'expériences, on donna en outre aux singes assez fréquemment de petites doses de teinture d'opium. Le résultat fut toujours négatif. Les singes moururent plus tard de tuberculose généralisée, et rien ne fut trouvé à l'autopsie qui pût être mis sur le compte d'une infection typhique.

Une fois, on injecta dans la veine humérale d'un singe le contenu d'une seringue de Pravaz, composé d'un mélange d'eau distillée et de culture de bacilles typhiques. Une autre fois, on vaccina un singe avec du liquide de culture. Dans les deux cas, on obtint le même résultat négatif.

Pour les autres animaux, les cultures furent tantôt mélangées aux aliments, tantôt injectées dans la cavité péritonéale ou le courant sanguin. Chez les lapins, l'inoculation fut faite dans la chambre antérieure de l'œil. La plupart des animaux survécurent ; chez ceux qui succombèrent, on ne trouva aucune lésion relevant de la fièvre typhoïde.

Tels sont les faits principaux du mémoire de Gafky. C'est après avoir lu ce travail que nous avons entrepris l'étude de la fièvre typhoïde au point de vue parasitaire (1).

(1) Nous ne pouvons donner ici l'analyse de tous les travaux qui ont été publiés sur la culture des micro-organismes de la fièvre typhoïde et sur les inoculations faites aux animaux soit avec le sang ou les déjections des typhiques ; nous réservons la relation de ces expériences pour un mémoire qui paraîtra prochainement dans la Revue de médecine.

II

RECHERCHES PERSONNELLES.

Dans le but de rechercher s'il existait dans les tissus des typhiques un micro-organisme spécifique, nous avons commencé par faire l'examen *à l'état frais* de la rate et des glandes mésentériques. La méthode que nous avons suivie a consisté à faire une coupe soit de la rate, soit d'un ganglion, à racler légèrement la surface de coupe à l'aide d'un couteau et à colorer par une couleur d'aniline le suc ainsi recueilli et desséché sur une lamelle. Cette méthode de l'examen des tissus à l'état frais nous paraît très sûre et appelée à donner de bons résultats pour l'étude des maladies infectieuses.

Le micro-organisme de la fièvre typhoïde une fois découvert et différencié, nous avons essayé, suivant en cela le conseil de Gafky, de le colorer sur des coupes d'organes préalablement durcis par l'alcool. Cette méthode de Gafky ne nous a donné que des résultats incomplets ; nous avons eu beaucoup de difficulté à colorer quelques bacilles isolés. Quant à la coloration des amas, nous avons presque complètement échoué. En revanche, nous avons coloré très facilement, sur ces mêmes organes, des amas de bacilles qui se présentaient à un faible grossissement sous la forme de taches bleu clair ; nous avouerons même qu'un moment nous avons considéré ces amas comme étant composés de bacilles typhiques. Mais, ayant fait des recherches sur la putréfaction et ses organismes, et ayant trouvé dans des rates ou des foies putréfiés des amas de bacilles semblables, nous avons dû en conclure que le plus souvent nous n'avions coloré sur nos coupes que des foyers de putréfaction.

Cette méthode de Gafky ne nous ayant donné que de mauvais résultats, nous avons dû l'abandonner et en revenir à l'examen des organes des typhiques à l'état frais. Nous avons fait des coupes de rate, de ganglion et d'intestin congelés avec le chlorure de méthyle ; nous les avons colorées avec du bleu de méthylène et nous avons pu de la sorte étudier le bacille typhique dans les tissus.

La matière colorante qui nous a le mieux réussi est le bleu de méthylène. Nous avons employé une solution alcoolique concentrée de bleu de méthylène dans laquelle nous versions un tiers d'eau distillée. Les coupes fraîches doivent séjourner vingt-quatre heures à froid dans cette solution. Au sortir du bain de matière colorante, elles sont lavées à l'eau distillée, déshydratées par l'alcool absolu, éclaircies par l'essence de girofle ou l'essence de térébenthine (celle-ci a l'avantage de ne pas dissoudre la matière colorante) et montées dans le baume de Canada. Par ce procédé, les amas de bacilles typhiques se colorent bien sur les coupes fraîches. Le violet de gentiane et le violet de méthyle 5B colorent également bien le bacille typhique.

La méthode de Gramm pour la coloration rapide des micro-organismes ne nous a pas réussi ; il est vrai que nous ne l'avons essayée que sur des coupes d'organes durcis par l'alcool.

Dans les organes, les bacilles typhiques se présentent sous deux états : à l'état d'amas et à l'état d'infiltration. Pour la recherche des amas, nous nous sommes servi de l'objectif 2 et des oculaires 1 et 3 de Verick ; pour l'examen détaillé des amas et la recherche des bacilles infiltrés, nous avons employé l'immersion homogène 1/10 et 1/12 de Verick, avec les oculaires 1, 2 et 3 et l'éclairage d'Abbé. Ces grossissements sont très suffisants.

A. — La recherche du bacille typhique dans la rate ou les glandes mésentériques à l'état frais est des plus simples. On étale entre deux lamelles un petit fragment de pulpe de rate ou de ganglion, de la même manière qu'on dispose un crachat pour la recherche du bacille tuberculeux. On sèche légèrement les lamelles au-dessus de la flamme d'une lampe à alcool, puis on les immerge pendant dix minutes dans la solution de bleu de méthylène que l'on a portée au préalable à l'ébullition dans un tube à essai. Puis, les lamelles retirées du bain colorant sont lavées à l'eau distillée, séchées entre deux feuilles de papier à filtre, éclaircies par l'essence de girofle et montées dans le baume.

Sur une lamelle ainsi montée et examinée avec l'oculaire 1 et l'immersion homogène 1/10 de Verick, on aperçoit, entre les cellules lymphatiques colorées en bleu foncé, se détachant sur le fond bleu pâle de la préparation, de petits bâtonnets, présentant deux extrémités colorées et un centre clair ; ce sont là les bacilles typhiques.

Le bacille typhique (fig. 1) est un bâtonnet à extrémités arrondies, affectant souvent la forme d'une olive ou d'une petite balle. Il est en moyenne trois fois plus long que large ; sa longueur est celle d'un globule rouge du sang, c'est-à-dire de 5 à 6 μ. Parfois, il est plus petit, n'a que 3 ou 4 μ ; parfois aussi, il atteint des dimensions doubles. Sa caractéristique, lorsqu'il a subi l'action des matières colorantes, est de présenter un centre clair, à peine teinté, et deux extrémités très colorées. Ce fait lui donne un aspect tout spécial et le fait ressembler à une petite navette, d'où le nom de *bacille en navette* qu'on peut volontiers lui attribuer.

Sur les raclages de rate ou de ganglion, le bacille typhique est en général seul. Mais on peut le rencontrer géminé ; on voit alors deux bacilles accolés par leurs extrémités colorées. Un très léger intervalle sépare ces deux extrémités, pour bien montrer que l'on a sous les yeux deux bacilles adossés. Il peut arriver que cette faible ligne de démarcation disparaisse ; on a, dans ce cas, un bacille dont la longueur est double de celle d'un bacille typhique ordinaire, qui est six fois plus long que large et qui présente trois parties colorées et deux espaces clairs.

Les dimensions du bacille typhique peuvent varier, mais la forme est toujours la même. On voit tantôt des bacilles courts et trapus, tantôt des bacilles grêles et élancés, mais toujours ils ont un centre clair et deux extrémités colorées.

Dans tous les cas où nous avons fait à l'état frais cet examen de la rate et des ganglions, nous avons observé le même bacille. Ces cas sont au nombre de sept. Dans six autres cas, l'examen ne fut fait que sur des organes conservés dans l'alcool : là encore, nous retrouvâmes le même bacille, mais beaucoup plus difficilement.

La description que nous venons de donner concorde avec celles d'Eberth, de Mayer et de Friedländer. Eberth a figuré dans les archives de Virchow des bacilles analogues aux nôtres ; de même, Friedländer, dans sa technique microscopique, Birsch-Hirschfeld, dans son traité d'anatomie pathologique, ont représenté le bacille typhique comme nous.

Nous ne saurions dire si le bacille vu par Gafky est le même que celui que nous avons observé. Gafky, en effet, décrit un bacille dont la longueur est égale au tiers du diamètre d'un globule rouge du sang, c'est-à-dire un bacille plus petit que le nôtre. Nous avons bien observé des bacilles typhiques ayant les dimensions indiquées par Gafky, mais ils formaient le petit nombre. De plus, Gafky n'a jamais vu, comme il le dit lui-même, de bacilles à centre clair, analogues à ceux que Friedländer lui a montrés ; or, pour nous, l'existence d'une partie claire au centre du bacille nous paraît être un élément de diagnostic différentiel du bacille typhique d'avec les autres bacilles. Nous n'ignorons pas que Gafky a surtout étudié le bacille typhique sur des coupes ; il se pourrait, dans ce cas, que le centre clair du bacille, sous l'influence d'une forte coloration, se colorât comme les extrémités. Il est regrettable que Gafky n'ait pas donné, à la fin de son mémoire, des dessins capables de suppléer à l'insuffisance de sa description.

Doit-on considérer le centre clair du bacille typhique comme une spore, ou au contraire admettre qu'il existe deux spores rondes à ses extrémités? C'est une question à laquelle il est difficile de répondre. En s'appuyant sur ce fait, que les spores offrent une grande résistance à la coloration, on est autorisé à regarder comme une spore le centre clair du bacille. Mais quand on voit un bacille de 10 à 12 μ de long, avec un centre clair très étendu et deux petites extrémités colorées, on a de la tendance à regarder celles-ci comme deux spores terminales. Enfin, il est des cas où il existe nettement dans la partie non colorée une ou deux petites spores réfringentes. L'existence de cette dernière variété conduirait à supposer que les extrémités du bacille typhique ne sont plus colorées que parce que simplement elles fixent plus fortement les matières colorantes.

L'interprétation est délicate, et pour résoudre ce petit problème, il suffirait d'examiner les bacilles typhiques à l'état frais sans coloration.

Pour être autorisé à tenir le bacille que nous avons décrit pour un organisme spécifique, deux expériences de contrôle étaient nécessaires. Nous devions rechercher si, dans les organes d'individus ayant succombé à une affection autre que la fièvre typhoïde, le même organisme ne se rencontrait pas ; nous avions aussi à répondre à l'objection qui se présente naturellement à l'esprit, que peut-être nous n'avions coloré qu'un organisme de putréfaction.

Nous avons fait ces deux expériences. A plusieurs reprises, nous avons examiné par le raclage des rates appartenant à des individus morts d'affections diverses et prises indistinctement sur la table d'amphithéâtre. Nous avons fait cet examen dans les mêmes conditions que celui des rates de typhiques, c'est-à-dire de six à douze heures après la mort; *nous n'avons jamais observé d'organisme analogue au bacille typhique*. Nous sommes encore d'accord sur ce point avec Eberth et Mayer.

De même pour la putréfaction. Nous avons étudié les organismes qui se développaient dans les tissus d'un lapin que nous avions sacrifié; la rate, le foie et le rein avaient été divisés en petits fragments que nous mettions toutes les trois heures dans de l'alcool absolu. Nous avons vu les organismes de putréfaction apparaître vers la dixième heure et se développer rapidement à partir de ce moment; parmi ces organismes, *nous n'avons jamais trouvé de bacille semblable au bacille typhique.*

La même expérience a été faite sur une rate humaine jusqu'à la soixantième heure : le résultat *a été également négatif* (1).

Nous reviendrons dans un instant sur ces expériences à propos de la coloration des bacilles typhiques dans les organes durcis par l'alcool.

Des recherches qui précèdent, il résulte ce fait : que, puisque le bacille décrit par Eberth, Mayer, Friedlander et nous, et peut-être aussi par Gafky, ne se trouve ni dans les

(1) Nos recherches ont porté sur des cas où la mort était arrivée du huitième au quinzième jour, c'est-à-dire en pleine infection typhique. L'autopsie a toujours été faite le plus rapidement possible, de six à douze heures après la mort.

organes d'individus ayant succombé à une affection autre que la fièvre typhoïde, ni dans les organes putréfiés, il doit être un bacille propre à la fièvre typhoïde, un bacille spécifique.

B. — Nous insisterons peu sur la coloration des bacilles typhiques sur les coupes d'organes durcis par l'alcool. Gafky dit les avoir colorés très facilement; quant à nous, nous avons eu beaucoup de difficulté à colorer quelques bacilles isolés. Nous avons employé des solutions très concentrées de bleu de méthylène, puis des solutions très étendues dans lesquelles les coupes séjournaient 24 et 48 heures; nous avons fait agir la chaleur, suivant le conseil de Friedländer et laissé les coupes dans le gélatiniseur de Koch, à une température de 40° pendant 3 heures. Quel que fût le procédé, le résultat a toujours été à peu près négatif.

Cette méthode ne nous a pleinement réussi que pour le poumon. Dans deux cas de typhus abdominal, où la mort avait été déterminée par l'apoplexie pulmonaire, nous avons trouvé les alvéoles remplies de sang et presque dans chaque alvéole un amas de bacilles typhiques (voy. fig. 4).

D'après Gafky, sur les coupes de rate et de ganglion, les amas de bacilles typhiques apparaissent sous la forme de petites taches bleu clair, faciles à reconnaître à un faible grossissement, car elles tranchent sur le fond de la préparation. Sur chacune de nos coupes, nous avons trouvé, comme Gafky, ces petits amas bleu-clair; à un fort grossissement, ils étaient formés par un grand nombre de bacilles très courts, à deux extrémités colorées. Comme ces bacilles étaient très nombreux, très faiblement colorés, c'est-à-dire se prêtant peu à l'examen; comme, d'autre part, nous savons que sur les coupes d'organes durcis, les bacilles sont généralement plus courts que dans les tissus frais, nous avons considéré pendant quelque temps ces amas bleu-clair comme des amas de bacilles typhiques.

C'est alors que notre maître, M. Grancher, nous objecta qu'il ne s'agissait peut-être là que d'organismes de putréfaction et nous donna le conseil de faire quelques recherches à ce sujet.

Voici le résumé de ces recherches (1) : si l'on prend une rate quelconque, qu'on la laisse pendant trois jours sous une cloche humide, à la température de l'appartement et que l'on fasse sur des fragments durcis par l'alcool ou congelés par le chlorure de méthyle des coupes fines que l'on colore par la solution de bleu de méthylène, on retrouve sur ces coupes les mêmes amas de bacilles que sur les coupes des organes des typhiques. Ce sont des bacilles courts, à deux extrémités colorées, se colorant faiblement. Ils forment de petits foyers qui sont situés en plein tissu, au milieu d'éléments lymphatiques bien colorés.

Ces expériences ne manquent pas d'intérêt. Elles nous montrent d'abord que *chez les typhiques, la putréfaction survient très rapidement;* nous avons trouvé, en effet, ces foyers sur des rates enlevées de 6 à 12 heures après la mort et plongées immédiatement dans l'alcool absolu.

Elles établissent d'autre part que, contrairement à l'opinion de Gafky, *les bacilles de la putréfaction ne sont pas seulement infiltrés dans les tissus, mais encore qu'ils y forment des foyers; que ces foyers peuvent être faiblement colorés par rapport aux cellules lymphatiques qui les entourent.*

Nous n'irons pas jusqu'à dire que les amas bleu-clair que Gafky a vus sur ses coupes ne sont que des amas de bacilles de putréfaction. Gafky n'ayant pas donné de dessins, nous l'ignorons. Mais en présence de ces expériences, nous sommes autorisé à mettre en doute les résultats obtenus par lui et surtout la facilité avec laquelle il dit avoir coloré les bacilles typhiques sur les coupes, alors que des histolo-

(1) Ces expériences ont été faites au mois de janvier.

logistes de la valeur d'Eberth, Mayer et Friedländer n'avaient pu y parvenir.

Ce n'est donc pas sur des nuances de coloration (résistance du bacille typhique aux matières colorantes, au contraire affinité très grande du bacille de putréfaction) que doit désormais reposer le diagnostic différentiel du bacille typhique et du bacille de putréfaction. Ce n'est pas non plus sur ce fait que l'un se disposerait en amas tandis que le second serait infiltré dans les tissus; nous venons de voir que les deux constituaient des foyers. Ce diagnostic différentiel doit reposer sur la forme même du bacille typhique qui est toute différente de celle du bacille de putréfaction.

Tandis que le bacille typhique (fig. 3) est un bâtonnet véritable, légèrement ovoïde, à contours nets, à extrémités arrondies et ayant la même largeur que le corps du bacille, le bacille de la putréfaction (fig. 6), plus petit que le premier, à contours indécis, présente constamment deux extrémités renflées par rapport au corps du bacille qui est grêle et rétréci. Ainsi qu'on en peut juger par les figures 3 et 6 dessinées d'après nature sur des coupes fraîches d'organes de typhiques et d'organes putréfiés, il ne saurait y avoir de confusion entre les deux.

C. — Sur les coupes fraîches obtenues par congélation (1), les seules, croyons-nous, qui permettent de colorer et d'étudier la topographie du bacille typhique, celui-ci se présente sous deux états différents : sous forme d'amas et sous forme d'infiltrations. Les amas apparaissent, à un faible grossissement (obj. 2, oc. 2 de Verick), comme des taches bleues (fig. 2) légèrement pointillées, tantôt d'un bleu plus foncé,

(1) Nous tenons à remercier ici M. le Dr Hyp. Martin, chef du laboratoire de M. le professeur Grancher, qui a bien voulu nous prêter son concours et nous aider de ses conseils pour cette partie de notre travail.

tantôt d'un bleu plus clair que le reste de la préparation. Ces taches sont arrondies, de la dimension d'une grosse cellule lymphatique vue à l'immersion 1/10; parfois, elles sont allongées. Avec un fort grossissement, on voit qu'elles sont composées de bacilles typhiques (fig. 3). Ceux-ci sont tassés les uns sur les autres; quand ils ont fortement fixé la matière colorante, on aperçoit difficilement le centre clair et on peut les prendre pour des bacilles pleins. Ils paraissent, en outre, sur ces coupes fraîches, plus longs que sur les raclages de rate qui ont subi l'action de la chaleur et de l'alcool; de plus, ils sont souvent accouplés. L'amas n'est jamais nettement arrondi; très épais à son centre, il s'éclaircit sur ses bords et envoie des prolongements entre les éléments lymphatiques voisins. C'est surtout sur la périphérie de l'amas que doit porter l'examen microscopique, car, en ce point, les bacilles sont plus clairsemés et plus faciles à étudier.

Qu'il s'agisse de coupes de rate ou de ganglion, les amas présentent toujours le même aspect. Ils sont situés en plein tissu, au milieu des cellules lymphatiques; et vu les modifications subies par les tissus sous l'influence du processus typhique, il est à peu près impossible de les localiser. En ce qui concerne les ganglions notamment, nous ne pouvons dire si les amas se trouvent plutôt dans les follicules que dans le système caverneux; les lésions étaient trop accentuées dans les glandes que nous avons étudiées pour nous permettre de résoudre la question. Ce que nous pouvons avancer, c'est que les foyers de bacilles typhiques sont le plus souvent situés entre ces amas de cellules jeunes que l'on observe sur les coupes et qui semblent correspondre à de petits abcès en voie de formation.

En dehors de ces amas, on voit, sur les points où la coloration a réussi, un très grand nombre de bacilles typhiques infiltrés entre les éléments lymphatiques.

Sur les coupes d'intestin, les bacilles se rencontrent dans les parties moyennes où ils sont mêlés à des bacilles indifférents. On ne les voit pas à la surface des plaques de Peyer, mais bien dans les couches profondes et la sous-muqueuse. Ils ne dépassent pas la tunique musculaire. Nous n'avons pas observé de bacilles typhiques dans les vaisseaux sanguins de l'intestin, de la rate ou des ganglions.

Il faut admettre cependant que le bacille typhique est dans le sang, puisque, dans deux cas, sur des poumons de typhiques atteints d'apoplexie pulmonaire, nous avons trouvé des amas de bacilles typhiques au milieu des globules rouges qui remplissaient les alvéoles.

Nous n'avons pas examiné le foie, le rein et le cœur. Nous n'avons pas recherché non plus sur le cadavre si le sang contenait des bacilles typhiques. Nous avons fait cette recherche à plusieurs reprises sur le vivant, toujours avec le même résultat négatif, sur du sang pris à l'extrémité du doigt. Si le bacille typhique circule dans le sang, il doit être très rare dans le sang périphérique. Ce fait le rapproche de la bactéridie charbonneuse.

D. — Nous ne dirons qu'un mot, en terminant, de quelques essais de culture, que nous n'avons pu continuer faute de temps et d'installation convenable.

Nous avons trois fois ensemencé, avec les précautions indiquées par Gafky, des tubes de gélatine avec des fragments de rate typhique fraîche, nous avons obtenu une culture de bacilles pleins, à extrémités légèrement arrondies, trois fois plus longs que larges, se colorant faiblement. Ces *bacilles ne dissolvaient pas la gélatine*; ils n'étaient donc pas des bacilles de putréfaction. Ils n'étaient pas davantage des bacilles typhiques, car nous avons obtenu la même culture avec un fragment de rate ordinaire (fig. 5).

Trois fois également nous avons ensemencé dans de la

gélatine du sang de typhique pris sur le vivant. Le résultat a été négatif.

Nous n'insisterons pas sur ces essais infructueux. Nous pensons que le bacille typhique doit se cultiver aussi bien qu'un autre; en rapportant ces quelques expériences, nous avons voulu seulement montrer à quelles causes d'erreurs on était exposé.

Nous n'avons pas de conclusions à poser. Nous dirons simplement que des recherches précédentes, confirmatives de celles d'Eberth, Mayer et Friedländer, il ressort ce fait : qu'il existe dans les tissus frais des typhiques un bacille spécial que l'on ne retrouve ni parmi les organismes de putréfaction, ni dans les autres maladies infectieuses.

Étant donné nos connaissances actuelles sur l'étiologie de celles-ci, il est probable que le bacille que nous avons étudié est un bacille pathogène et mérite le nom de bacille typhique.

Pour en avoir la preuve, deux choses restent à faire : la culture et l'inoculation.

INDEX BIBLIOGRAPHIQUE

DES PRINCIPAUX TRAVAUX SUR LA RECHERCHE DES MICRO-ORGANISMES DE LA FIÈVRE TYPHOÏDE.

Birsch-Hirschfeld. — Traité d'anatomie pathologique.

Bouchard. — Des néphrites infectieuses. Communication faite au congrès de Londres. (Revue de médecine, 1881.)

Browicz. — Comptes rendus de l'Académie de Cracovie de 1875, et Birsch-Hirschfeld (Traité d'anatomie pathologique).

Coats. — (British medical Journal, 25 mars 1882.)

Coze et Feltz. — (Gazette médicale de Strasbourg, 1866.)

Crooke. — (British medical Journal, 1er juillet 1882.)

Eberth. — Archives de Virchow, 1880.

— Archives de Virchow, 1881.

— Recueil de Volkmann, 1883.

Fischl. — Prager med. Wochenschrift, 1878.

Friedländer. — Technique microscopique.

Gafky. — Mittheilungen aus dem Kaiserlichen Gesundheitsamte. Zweiter Band., p. 372-483. Berlin, 1884.

Hallier. — Archives de Virchow, 1868.

Klebs. — Archives de pathologie expérimentale, t. XII et XIII.

Klein. — Reports of the medical officer of the privy council and local government board. London, 1875.

Koch. — Bericht des Reichsgesundheitsamtes, 1881.

Letzerich. — Archives de Virchow, Bd. 68 et Archives de path. expérimentale, t. IX, XII. XIV.

Mayer. — Thèse de Berlin, 1881.

Mégnin. — Comptes rendus de l'Académie des sciences, 1866, séance du 30 avril.

Recklinghausen. — Verhandlung. der physikalish. medicin Gesellschaft in Würzburg. Sitzung von 10 juni 1871.

Signol. — Lettre à l'Académie des sciences. Séance du 10 août 1863.

Socoloff. — Archives de Virchow, 1876, vol. LXVI.

Tigri. — Comptes rendus de l'Académie des sciences. Séance du 15 février 1861.

EXPLICATION DE LA PLANCHE

Fig. 1. — Raclage de rate de typhique. — A, cellules lymphatiques; B, bacilles typhiques. (Ocul. 3. Imm. 1/12 de Verick.)

Fig. 2. — Aspect d'un amas de bacilles typhiques vu sur une coupe de rate à un faible grossissement. (Obj. 2, oc. 2 de Verick.)

Fig. 3. — Bacilles typhiques de cet amas vus à un fort grossissement. (Oc. 2. Imm. 1/12 de Verick.)

Fig. 4. — Amas de bacilles typhiques dans le poumon (apoplexie pulmonaire). — A, parois alvéolaires; B, globules rouges; C, bacilles typhiques. (Oc. 2. Imm. 1/12 de Verick.)

Fig. 5. — Bacilles de putréfaction. (Oc. 2. Imm. 1/12 de Verick.)

Fig. 6. — Bacilles obtenus par la culture d'une rate normale et ne dissolvant pas la gélatine. (Oc. 3. Imm. 1/10 de Verick.)

Paris. — A. Parent, imp. de la Fac. de médec., A. Davy, successeur.
52, rue Madame et rue M.-le-Prince, 14.

DU MÊME AUTEUR

De la néphrite déterminée par la compression des uretères dans le cours du cancer de l'utérus et de l'hypertrophie du cœur consécutive. (*Revue de médecine*, 1883, p. 905-926.)

En collaboration avec M. le Dr Gilson :

De l'élongation des nerfs. — Revue générale. (*Revue de chirurgie*, 1882, p. 131-147, 207-244.)

En collaboration avec M. le Dr Raymond :

Note sur un cas d'hémiplégie survenue dans le cours d'un diabète sucré. (*Encéphale*, mars 1883.)

Note sur un cas d'aphasie avec intégrité de la troisième circonvolution frontale gauche et lésion du faisceau blanc sous-jacent. (*Gazette médicale de Paris*, 1883, p. 558.)

Note sur un cas de myélite transverse. (*Archives de physiologie*. 1884, n° 1.)

Note sur un cas d'hémiatrophie de la langue survenue dans le cours d'un tabes dorsal. (*Archives de physiologie*, 1884, n° 3.)

Note sur un cas de sueurs localisées dans le cours d'un tabes dorsal. (*Revue de médecine*, 1884, n° 5.)

Contribution à l'étude des localisations cérébrales (trajet intra-cérébral de l'hypoglosse). (*Archives de neurologie*. 1884.)

Paris. — A. Parent, imprimeur de la Faculté de médecine, A. Davy, successeur, 52, rue Madame et rue Monsieur-le-Prince, 14.

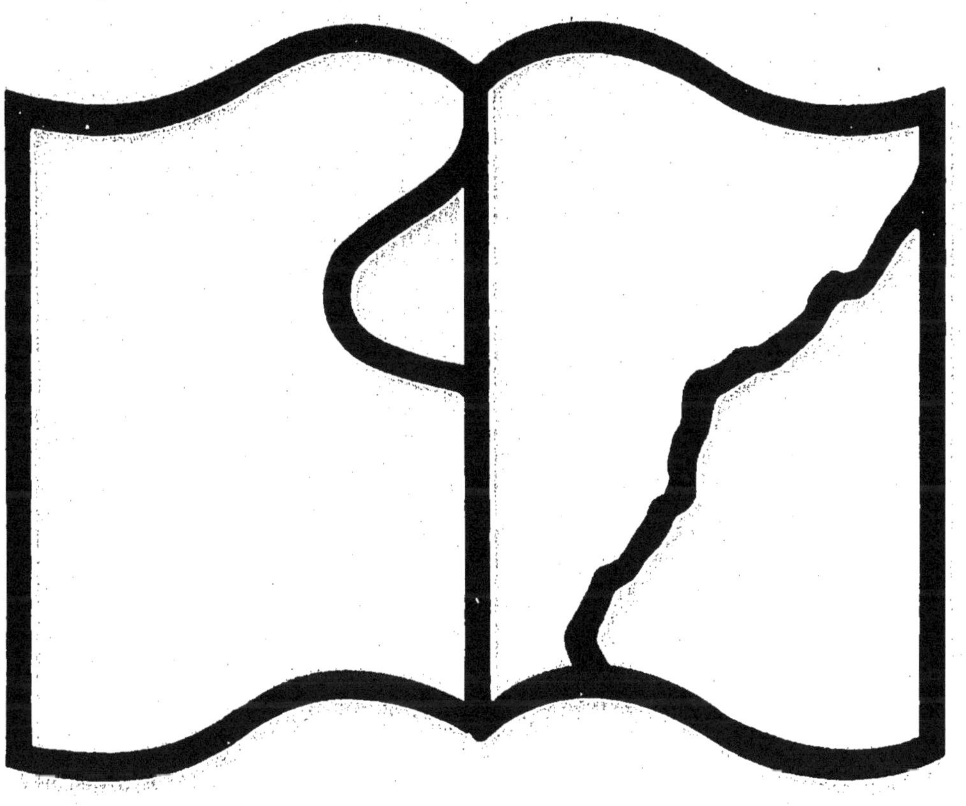

Texte détérioré — reliure défectueuse

NF Z 43-120-11

www.ingramcontent.com/pod-product-compliance
Ingram Content Group UK Ltd.
Pitfield, Milton Keynes, MK11 3LW, UK
UKHW021131230726
13926UKWH00002B/724

9 782016 110959